Schuppenflechte Vs. Ekzem

Symptome, Unterschiede, Ähnlichkeiten, Ursachen, Auslöser der Behandlung

Dr. Sheila Harrison

Haftungsausschluss

Dieser Inhalt dient der allgemeinen Information über die Erkrankung und soll Sie in die Lage versetzen, bei Bedarf umgehend ärztliche Hilfe in Anspruch zu nehmen, um Komplikationen vorzubeugen. Es muss unbedingt betont werden, dass diese Informationen keinen Ersatz für die Konsultation eines qualifizierten Arztes darstellen. Der Bereich der medizinischen Wissenschaft entwickelt sich ständig weiter und aufgrund der Dynamik des medizinischen Wissens empfehlen wir, den Rat eines Experten einzuholen, wenn Sie auf Unstimmigkeiten stoßen oder beabsichtigen, auf der Grundlage der in diesem Inhalt enthaltenen Informationen Maßnahmen zu ergreifen. Missachten Sie niemals die professionelle medizinische Beratung und verzögern Sie niemals die Behandlung auf der Grundlage von Informationen, die Sie online, einschließlich dieses Materials, oder aus einer anderen Online-Quelle gelesen haben. Denken Sie immer daran, dass das Internet Sie nicht heilen kann. Heilung kommt vielmehr durch die Führung medizinischer Fachkräfte und die Vorsehung Gottes zustande.

Inhaltsverzeichnis

Überblick

Es kann schwierig sein, zwischen ihnen zu unterscheiden: Schuppenflechte und Ekzeme, zwei Krankheiten, die ein Leben lang anhalten können. Auf dieser faszinierenden Reise lernen wir ihre Variationen, Ursachen, Auslöser sowie medizinische und natürliche Behandlungen kennen.

Hatten Sie schon einmal einen Ausschlag, der juckte oder stach und an seltsamen Stellen auf Ihrer Haut auftrat? Möglicherweise denken Sie an einen Sonnenbrand oder eine allergische Reaktion. Ich gehe gerade in die Apotheke, um mir Lotion zu holen. Es ist wahrscheinlich kein großes Problem. Aber die Ausschläge bleiben nicht nur an Ort und Stelle, sondern werden auch von Tag zu Tag schlimmer und größer, was es für Sie ziemlich schwierig macht, sich überhaupt zu bewegen.

Dies kann ein Schock sein: Möglicherweise haben Sie tatsächlich ein Ekzem oder Schuppenflechte.

Abschnitt 1

Schuppenflechte vs. Ekzem

Ekzeme und Schuppenflechte sind chronische, nicht ansteckende Hauterkrankungen, die unheilbar, also nicht heilbar sind. Glücklicherweise kann Selbstfürsorge in Kombination mit einer Therapie dabei helfen, die Symptome in den Griff zu bekommen.

Aufgrund ihrer vielen Ähnlichkeiten in Bezug auf Symptome, Auslöser und Therapien werden die beiden Erkrankungen manchmal miteinander verwechselt. Auch für das ungeübte Auge wirken beide auffallend ähnlich: trockene, gereizte, rote Stellen. Wir werden schnell herausfinden, wie wir die Variationen in dieser Forschung identifizieren können.

Schuppenflechte

Die Autoimmunerkrankung Schuppenflechte führt dazu, dass Ihr Immunsystem versagt und auf gesunde Zellen abzielt, was zur gleichzeitigen Entwicklung zusätzlicher Störungen (Komorbiditäten) führen kann. Schätzungsweise 500.000 Malaysier hatten eine Schuppenflechte Diagnose im Jahr 2010.

Obwohl es bei Erwachsenen häufiger vorkommt, können auch Kinder davon betroffen sein Schuppenflechte.Schuppenflechte gibt es in fünf Varianten:

1. Guttata Schuppenflechte
2. Pustelförmige Schuppenflechte
3. Plakette Schuppenflechte
4. Invers Schuppenflechte
5. ErythrodermischSchuppenflechte

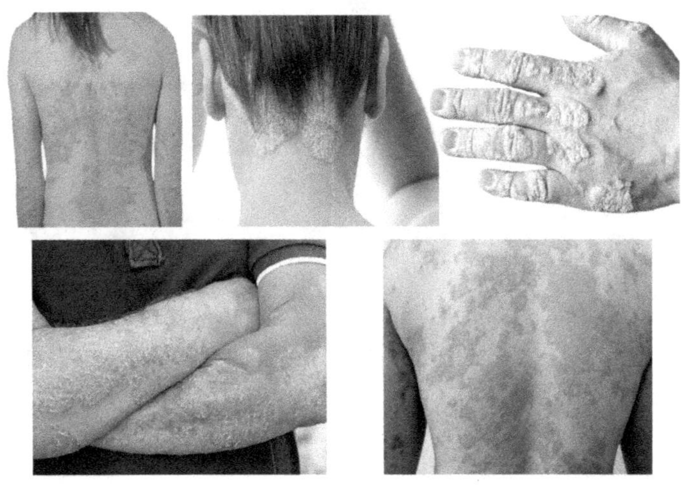

Ekzem

Andererseits gehen Experten allgemein davon aus, dass Ekzeme eher mit einem Problem der Hautbarriere zusammenhängen, das zu einem überempfindlichen Immunsystem führt, als dass es sich um eine Autoimmunerkrankung handelt.

Da Ekzeme so häufig vorkommen – man geht davon aus, dass jeder zehnte Mensch darunter leidet –, ist sie besser bekannt. Diese Erkrankung beginnt typischerweise im Säuglingsalter (sogar schon bei Neugeborenen) und hält bis zum Erwachsenenalter an, kann aber auch erstmals bei Erwachsenen auftreten.

Es gibt sieben Formen von Dermatitis, zu denen auch Ekzeme gehören:

1. Atopische Dermatitis (AD)   2. Kontaktdermatitis

3. Dyshidrotisches Ekzem   4. Neurodermitis

5. Nummuläres Ekzem   6. Seborrhoische Dermatitis

7. Stauungsdermatitis

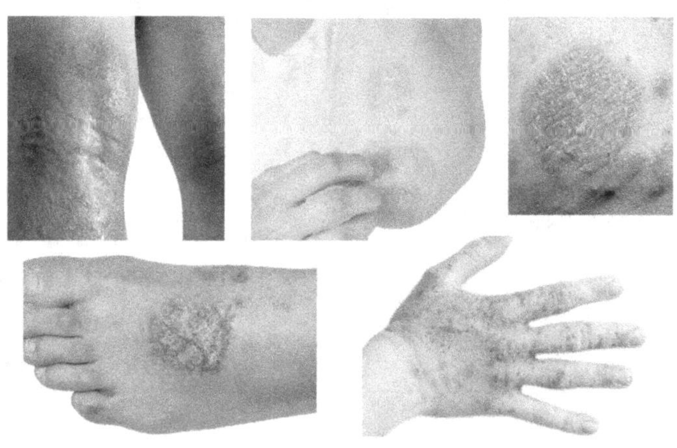

Sektion 2

Besondere Ursachen

Um besser zu verstehen, wie Schuppenflechte: Da sich Ekzeme und Ekzeme voneinander unterscheiden, müssen wir zunächst untersuchen, was sie überhaupt verursacht.

Gründe von Schuppenflechte (Eine Autoimmunerkrankung)

Ihr Immunsystem verteidigt Sie, indem es Keime und Viren angreift, die Entzündungen verursachen. Tatsächlich deutet eine Entzündung darauf hin, dass Ihre weißen Blutkörperchen ihre Aufgabe erfüllen. Andererseits kann eine Störung des Immunsystems zu einer schwerwiegenden Erkrankung führen.

Ihr Immunsystem wird hyperaktiv, wenn Sie an Autoimmunerkrankungen leiden Schuppenflechte. Ihr Immunsystem verteidigt Ihren Körper nicht nur gegen gefährliche Antigene, sondern greift auch fälschlicherweise gesunde Zellen an (Aussetzer), weil es sie als Bedrohung wahrnimmt. Es folgt eine Überproduktion weißer Blutkörperchen, die die Entzündung verschlimmert und zu Schüben führt.

Ihr Körper wird nun durch Ihr hyperaktives Immunsystem dazu gezwungen, das Wachstum aller Zellen, einschließlich der Hautzellen, zu beschleunigen. Der Prozess der Produktion neuer Hautzellen dauert normalerweise einen Monat. Beginnend in der untersten Hautschicht wachsen Hautzellen langsam, bis sie als abgestorbene Zellen an die Oberfläche gelangen. Zu diesem Zeitpunkt lösen sie sich oder fallen ab, um Platz für neue Hautzellen zu schaffen.

In nur drei bis vier Tagen bilden sich neue ZellenSchuppenflechte vermehren sich und ersetzen sich in rasantem Tempo. Aufgrund der kurzen Zeitspanne lösen sich abgestorbene Hautzellen nicht richtig ab, was dazu führt, dass sie sich auf der Hautoberfläche ansammeln und entstehen Schuppenflechte Plaketten.

Verursacht Ekzeme (Mangel an Filaggrin-Protein)

Während Ekzeme durch eine genetische Mutation in Ihrer Haut verursacht werden, die zu einem überempfindlichen Immunsystem führt,Schuppenflechte wird durch eine Fehlfunktion des Immunsystems verursacht.

Forscher vermuten, dass Ihren Hautschichten möglicherweise das Protein Filaggrin fehlt. Indem es alle Feuchtigkeit, Blöcke, Lipide, Öle und andere Hautzellen zusammenbindet, um Ihre Haut mit Feuchtigkeit zu versorgen und zu schützen, spielen Fibrinogen eine entscheidende Rolle bei der Aufrechterhaltung einer robusten Hautbarriere.

Ein Filaggrin-Defizit weist darauf hin, dass diese Blöcke nicht perfekt verbunden sind. Dies führt dazu, dass Ihre Haut weniger mit Feuchtigkeit versorgt wird und anfälliger für eindringende Reizungen und Allergien wird. Dies bedeutet, dass Ihr Körper möglicherweise heftiger reagiert als der anderer Menschen, wenn er harmlosen Elementen wie Staub, Seifen, Parfüms, kaltem Wetter und Haustierfellen ausgesetzt wird. Dadurch wird auch die Möglichkeit einer Allergie bei Neurodermitis Patienten geklärt.

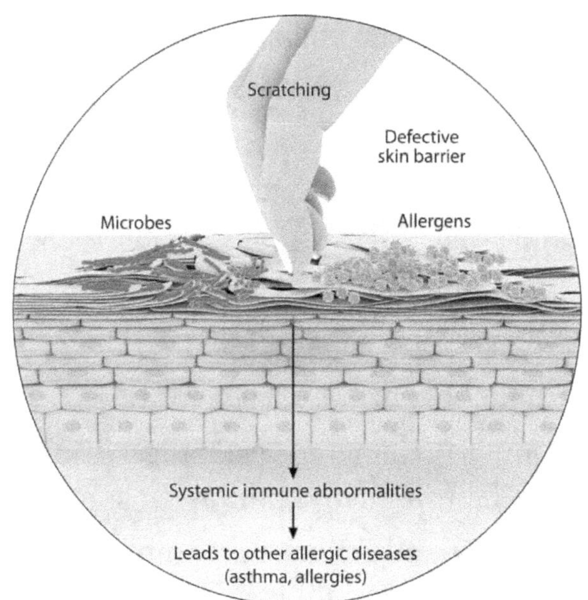

Sektion 3

Symptome von Schuppenflechte vs. Ekzem

Symptome von Schuppenflechte und Ekzeme durchlaufen einen Zyklus: von der Aktivität (Schübe) zu einem Zustand weniger Aktivität oder Inaktivität (Remission) für einen bestimmten Zeitraum, bevor der nächste Schub ausgelöst wird.

Ähnlichkeiten in den Symptomen

Beide Schuppenflechte und Ekzeme haben diese gemeinsamen Anzeichen:

- Rote Flecken oder Ausschläge (können bei dunklem Hauttyp violett erscheinen)
- Entzündung
- Trockenheit der Haut
- Juckreiz
- Nicht ansteckend, aber einem höheren Infektionsrisiko ausgesetzt.
- Kann überall am Körper auftreten
- Durch Reibung oder ständiges Kratzen kann es zu Hautrissen und Blutungen kommen

Aufgrund dieser ähnlichen Symptome kann es zu Verwirrung kommen und Sie können eine der beiden

Erkrankungen falsch diagnostizieren, insbesondere bei Säuglingen und Kindern. Daher ist es wichtig, Ihren Arzt zu konsultieren, insbesondere einen ausgebildeten Dermatologen, der zwischen den beiden Hauterkrankungen unterscheiden kann.

Differenzieren Schuppenflechte Von Ekzemen

Einige Unterschiede scheinen sich zu überschneiden, es gibt jedoch typische Symptome, die deutlicher zu erkennen sind: Schuppenflechte als andere und umgekehrt.

Schuppenflechte	EKZEM
Stärker entzündet, kann schmerzhaft sein oder brennen.	Weniger entzündet als Schuppenflechte.
Leichte bis mäßige Trockenheit und Juckreiz.	Extrem trockene Haut und starker Juckreiz aufgrund der schwachen Hautbarriere.
Erscheint dicker und erhebt sich von der Haut	Erscheint dünner, kann aber geschwollen sein.

wie eine zusätzliche Schicht.	
Aufgrund der Ansammlung abgestorbener Hautzellen sind sie meist mit rauen, weißen oder silbernen Schuppen (Plaques) bedeckt.	Bei einer Infektion treten manchmal Flüssigkeiten aus den Pflastern aus.
Die Grenzen rund um die Fackeln sind klarer und deutlicher.	Die Grenzen sind weniger scharf und nicht so klar.
Meistens an offenen Stellen zu finden: an der Vorderseite der Knie, an der Außenseite der Ellenbogen, auf der Kopfhaut, am unteren Rücken, am Gesäß und an den Finger- oder Zehennägeln.	Oft werden an gegenüberliegenden Stellen Schuppenflechte, wo sich die Haut faltet: Kniekehlen, Innenseite der Ellenbogen, Nacken, Knöchel, Handgelenke, Hände und möglicherweise der Gesichtsbereich.
Häufig verbunden mit Gelenkschmerzen (Schuppenflechte).Arthri	Wird häufig mit Krankheiten in Verbindung gebracht, die

tis, Diabetes und Herz-Kreislauf-Erkranku ngen.	durch verursacht werden Allergien wie Heuschnupfen und Asthma.

Kann ich sowohl ein Ekzem als auch ein Ekzem haben?Schuppenflechte?

Das ist ziemlich ungewöhnlich: Schuppenflechte und Ekzem zugleich. Bisher wurde nicht viel geforscht, um festzustellen, dass Schuppenflechte und Ekzeme gleichzeitig auftreten können. Bei nur 5 von 354 Kindern wurde beides festgestellt, Schuppenflechte und Ekzem gleichzeitig in einer Studie; Erwachsene wurden jedoch nicht in die Stichprobe der Studie einbezogen.

Allerdings können Sie als Jugendlicher an einem Ekzem leiden, das mit der Zeit verschwindet und Sie später vielleicht daran erkranken .

Sektion 4

Diagnose von Schuppenflechte und Ekzeme

Dermatologen sind für die Diagnose von Hautkrankheiten am besten qualifiziert. Mit nur einer körperlichen Untersuchung können sie normalerweise eine Diagnose stellen: Schuppenflechte oder Ekzem. Wenn weitere Informationen erforderlich sind, können Hautuntersuchungen einschließlich Hautbiopsien und Patch-Tests durchgeführt werden.

Körperliche Untersuchung

Möglicherweise werden Sie während des Eingriffs zu Ihren aktuellen Symptomen befragt. Dazu können unter anderem die folgenden gehören:

- Wo treten die Symptome an Ihrem Körper auf?
- Wann hast du angefangen, sie zu haben?
- Wie häufig sind die Schübe?
- Hatten Sie Kontakt mit aggressiven Substanzen?
- Bestehen bei Ihnen Allergien?
- Wie stark sind die Symptome von leicht über mittelschwer bis schwer?
- Hatten Sie Stress?

- Hat eines Ihrer Familienmitglieder eine Vorgeschichte von Ekzemen oder Schuppenflechte?

Wenn Sie Kosmetikprodukte oder Hygieneartikel verwenden, die reizende Bestandteile enthalten, möchte Ihr Hautarzt möglicherweise darüber Bescheid wissen.

Es ist eine gute Idee, so viele Informationen wie möglich weiterzugeben, um eine genaue Diagnose Ihrer Symptome zu erhalten. Schuppenflechte kann leicht mit einem Ekzem verwechselt werden. Führen Sie keine Selbstdiagnose durch und nehmen Sie keine rezeptfreien Medikamente ein, ohne vorher einen Arzt aufzusuchen.

Haut Pflastertest

Um diesen schmerzfreien Test durchführen zu können, werden zahlreiche Heftpflaster mit verschiedenen Substanzen (Allergenen) angelegt, die üblicherweise zwei Tage lang mit Klebeband auf den Rücken geklebt werden. Während dieser Zeit ist es nicht erlaubt, sie nass zu machen. Vermeiden Sie daher sportliche Betätigung und seien Sie beim Duschen sehr vorsichtig.

Bevor Sie eine Diagnose stellen, überwacht Ihr Hautarzt bis zu vier Tage nach der Entfernung alle Reaktionen auf die Allergene.

Da Ekzeme und Allergien eng miteinander verbunden sind, wird dieser Test normalerweise zur Diagnose von Ekzemen verwendet.

Hautbiopsie

Die Hautbiopsie ist eine nützliche Methode zur Identifizierung von Ekzemen und zur Diagnose von Hauterkrankungen, die unter die Oberfläche gehen, wie Schuppenflechte. Es handelt sich um einen schnellen Eingriff, der in der Arztpraxis durchgeführt wird und bei dem eine Gewebeprobe der Haut entnommen wird.

Bei dem Verfahren, das auch als Stanzbiopsie bezeichnet wird, wird die Haut mit einem winzigen schlauchartigen Gerät bis zu einer Tiefe von 2 bis 3 mm durchstochen, um alle drei Hautschichten zu entfernen. Anschließend wird die Hautprobe zur weiteren mikroskopischen Untersuchung ins Labor gebracht.

Um den Bereich zu betäuben und Beschwerden zu lindern oder zu beseitigen, wird zunächst eine Anästhesie verabreicht; Dennoch ist später mit Schmerzen zu rechnen. Es kann drei Wochen oder sogar einen Monat dauern, bis die Biopsie Wunde verheilt ist.

Abschnitt 5

Schuppenflechte & Auslöser von Ekzemen

Abgesehen davon, dass es mehrere gemeinsame Symptome gibt, sind Schuppenflechte und Ekzeme auch einige Auslöser.

Ähnlichkeiten bei Triggern

Längere Sonneneinstrahlung oder zu niedrige Temperaturen können den Juckreiz verstärken, der beide Wettertypen verursacht. Darüber hinaus kann ein häufiges oder starkes Erleben von emotionalem Stress den Cortisolspiegel senken, was bei der Reduzierung von Entzündungen und Infektionen hilfreich ist. Dies schwächt das Immunsystem und kann der Grund für das Auftreten von Krankheitsschüben sein.

Eine verstärkte Entzündungsreaktion kann durch den Überschuss an Immunzellen bei Schuppenflechte, das äußerst empfindliche Immunsystem des Ekzems, Hautinfektionen und Haut-Traumata verursacht werden. Schnitte, Kratzer, Verbrennungen und Injektionen sind Beispiele für Haut Traumata.

Andere Schuppenflechte Löst aus

Zusätzliche Faktoren, die dazu führen können Schuppenflechte Dazu gehört der Drogenkonsum, der die natürliche Funktion des Immunsystems beeinträchtigt, wie zum Beispiel:

- **Alkohol trinken und rauchen:** Diese Substanzen könnten Ihr Immunsystem stimulieren und zu einer Hyperaktivität führen.

- **Einige gängige Arzneimittel:** Dazu gehören Blutdruckmedikamente, Malariamittel gegen Malaria und Lithium gegen bipolare Erkrankungen.

Andere Auslöser von Ekzemen

Zu den meisten äußeren Substanzen, die die Haut reizen und Ekzeme verursachen können, gehören:

- Persönliche Hygiene- und Kosmetikartikel: Shampoo, Seife, Duschgel und Make-up

- Im Haushalt vorkommende Chemikalien: Spülmittel, Textil- und Bodenwaschmittel, Desinfektionsmittel

- Produkte mit Duftstoffen: ätherische Öle, Parfüms, Duftstoffe und Duftwaren

- Allergenexposition: Staub, Pollen, Tierfelle, Rauch von Zigaretten oder Feuer, bestimmte Stoffe und Lebensmittel
- Schmuck

Übermäßiges Schwitzen kann für Menschen mit Ekzemen ebenfalls ein Problem darstellen, insbesondere in stark schwitzenden Bereichen wie dem Nacken, der Ellenbogeninnenseite und den Kniekehlen. Es ist bekannt, dass Schweiß Reizungen hervorruft, da er Natrium oder Salz enthält, das die Körperwärme und den Feuchtigkeitsverlust erhöht.

Abschnitt 6

Behandlungen für Schuppenflechte und Ekzeme

Es gibt zwar keine bekannten Behandlungsmöglichkeiten für chronische, langfristige Krankheiten wie Ekzeme und andere Schuppenflechte, Ärzte raten dazu, die Symptome statt der Ursache zu behandeln. Medikamente, Phytotherapie, pflanzliche Arzneimittel und Selbstpflege Praktiken sind gängige Behandlungsformen.

Basierend auf der Art von Schuppenflechte oder Ekzem, der Schwere der Symptome und der Möglichkeit von Nebenwirkungen schlagen Dermatologen Behandlungsstrategien vor.

Topische Medikamente

Da topische Behandlungen direkt auf die Haut aufgetragen werden können, um Entzündungen und Juckreiz zu lindern, sind sie für jeden von entscheidender Bedeutung: Schuppenflechte oder Ekzem.

Im Folgenden finden Sie eine Liste topischer Arzneimittel:

- **Kortikosteroide kommt** in einer Vielzahl von Formulierungen vor, darunter Sprays, Salben,

Gele, Cremes und Lotionen. Kann im Extremfall auch oral eingenommen werden.

- **Ceramide:** Durch die Stärkung der geschädigten Hautbarriere hilft dieses Wunderprodukt gegen trockene Haut dabei, Feuchtigkeit einzuschließen und die Hautregeneration zu fördern. Ceramide sind Bestandteil verschiedener Feuchtigkeitscremes zur Hautpflege.

- **Salicylsäure (SA):** Versuche, die zu erweichen und zu verdünnen Schuppenflechte Plaketten. Eine höhere Dosis kann jedoch Ihre Entzündung verschlimmern. Der empfohlene Bereich liegt zwischen 2 % und 10 %.

- **Weichmacher:** Wird als Feuchtigkeitsspender verwendet, um die Haut zu befeuchten und Reizungen zu reduzieren.

Phototherapie

Wenn topische Behandlungen die schwere Erkrankung einer Person nicht lindern,Schuppenflechte oder Ekzemen, kommt eine Phototherapie – auch Lichttherapie genannt – zum Einsatz. Darüber hinaus kann es als wirksame Behandlung von Symptomen dienen, die einen großen Teil des Körpers betreffen.

Da bei diesem Verfahren ein spezielles Gerät zum Einsatz kommt, das UV-Strahlung erzeugt, das dabei hilft, das Zellwachstum zu verlangsamen und Entzündungen zu reduzieren, sollte es nur von einem Dermatologen oder Gesundheitsexperten durchgeführt werden.

Die Phototherapie ist keine einmalige Behandlung; normalerweise sind zahlreiche Arztbesuche erforderlich, die bis zu zwei Monate dauern können, und die Behandlung wird schrittweise reduziert, wenn sich die Symptome bessern. Es ist wichtig, die möglichen Nebenwirkungen der Phototherapie mit Ihrem Arzt zu besprechen.

Orale oder injizierte Medikamente

Für Personen mit mittelschweren bis schweren Symptomen können orale Medikamente (in Form von Pillen oder Flüssigkeiten) und injizierbare Spritzen eine bessere Option sein als topische Therapien und Lichttherapie allein.

Aufgrund möglicher Nebenwirkungen empfehlen medizinische Fachkräfte in der Regel eine kurzfristige oder mäßige Anwendung in Verbindung mit topischen Behandlungen.

Um Drogenmissbrauch vorzubeugen, sollten Sie für diese Medikamente ein Rezept von Ihrem Arzt benötigen:

- **Antihistaminika:** Hilfe bei der Linderung von Juckreiz.

- **Antibiotika:** Am besten geeignet für Infektionen, die durch anhaltendes Kratzen entstehen können.

- **Systemische Medikamente oder Immunsuppressiva:Ciclosporin** und Methotrexat wirken auf das gesamte Immunsystem, um hyperaktive Reaktionen zu unterdrücken und Schübe zu lindern. Da diese Medikamente jedoch viele Nebenwirkungen haben, sollten sie nur bei Bedarf eingenommen werden.

- **Synthetisches Vitamin D oder Analoga:** Es ist bekannt, dass es Entzündungen insgesamt lindert und die Hautbarriere bei Ekzem-Patienten stärkt. Tacalcitol, Calcitriol und Calcipotriol sind einige Beispiele.

- **Biologika:** Hat eine ähnliche Wirkung wie Immunsuppressiva, da es die Intensität der Symptome verringert. Wird typischerweise durch Injektionen oder intravenöse (IV) Infusionen im Blutkreislauf verabreicht.

Beachten Sie, dass nicht alle Behandlungsformen für jeden geeignet sind. Besprechen Sie mit Ihrem Arzt die möglichen Nebenwirkungen und Ihre Eignung für jede Behandlungsoption.

Natürliche Heilmittel für Schuppenflechte Und Ekzeme

Seit Schuppenflechte und Ekzeme chronisch sind, besteht das Ziel in der Regel nicht darin, sie zu heilen, sondern ihre Symptome zu kontrollieren und Schübe zu verhindern. Hier sind 19 natürliche Heilmittel, die Sie zu Hause ausprobieren können, um die Symptome zu lindern Schuppenflechte und Ekzeme:

Aloe Vera Gel

Da Aloe Vera feuchtigkeitsspendend, antioxidativ, antimikrobiell, immunstärkend und wundheilend wirkt, ist es kein Wunder, dass Aloe Vera-Gel die Symptome lindern kann, Schuppenflechte und Ekzeme.

Das Auftragen von Aloe Vera Gel nach der Reinigung der betroffenen Haut mit unparfümierter Seife und Wasser kann dazu beitragen, trockene Haut mit Feuchtigkeit zu versorgen, das Risiko einer Infektion zu minimieren und die Heilung verletzter Haut zu unterstützen.

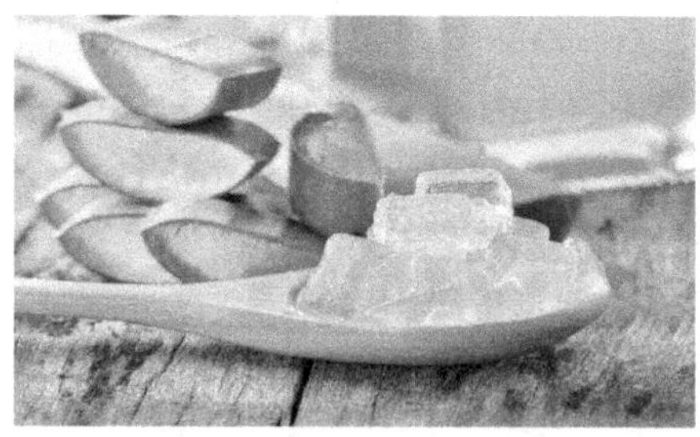

Apfelessig

Seifen, Shampoos, Kosmetika und sogar Leitungswasser können den pH-Wert Ihrer Haut beeinflussen, weshalb Seife häufig verwendet wird, die Schuppenflechte und Ekzeme auslösen. Apfelessig, eine milde Säure, kann dabei helfen, den pH-Wert Ihrer Haut wiederherzustellen.

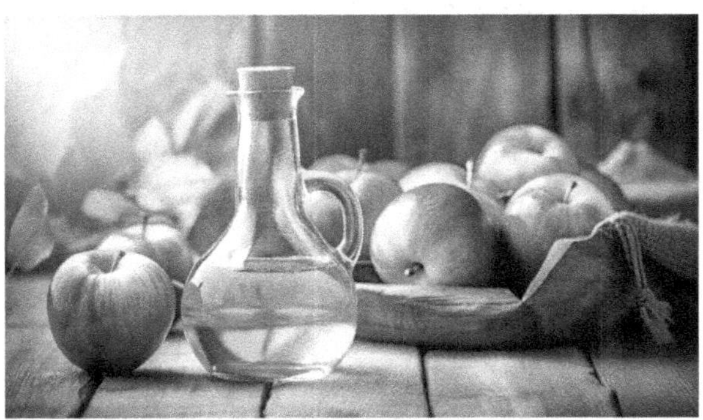

Eine einfache Möglichkeit, Apfelessig zur Behandlung zu verwenden: Schuppenflechte und Ekzeme: Geben Sie es in Ihr lauwarmes Badewasser, lassen Sie es 15 bis 20 Minuten darin einweichen und spülen Sie es dann mit kaltem Wasser ab. Sie können auch eine Feuchtigkeitscreme, ein Gesichtswasser, ein Haaröl und eine feuchte Packung mit Apfelessig herstellen.

Coole Kompresse

Der damit einhergehende Juckreiz, Schuppenflechte und Ekzeme können unerträglich sein, aber Kratzen schadet mehr, als es nützt und schädigt Ihre Haut zusätzlich.

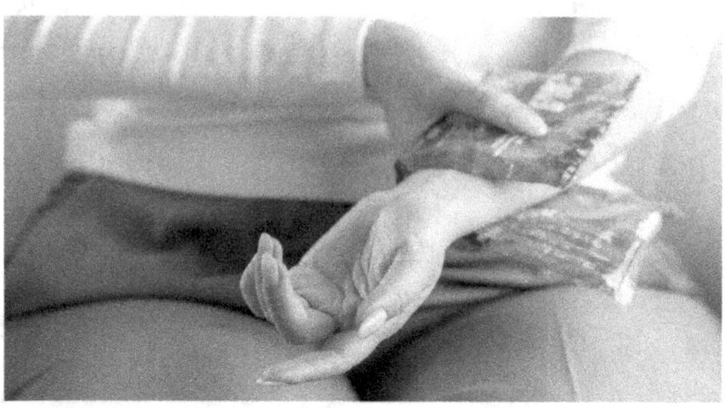

Das Auftragen einer kühlen Kompresse durch Auflegen eines sauberen, feuchten Tuchs auf die betroffene Hautstelle kann den Juckreiz lindern.

Lauwarme Duschen und Bäder

Häufiges, heißes Baden und Duschen kann Ihre Haut austrocknen und eine Entzündung der Haut verursachen Schuppenflechte und Ekzemschub. Nehmen Sie stattdessen kurze, lauwarme Duschen oder Bäder und tupfen Sie sich sanft trocken, anstatt stark zu reiben. Denken Sie daran, anschließend auch eine Feuchtigkeitscreme aufzutragen.

Bleichen

Eine kleine Menge Bleichmittel, die dem Badewasser beigemischt wird, kann die Infektion verursachenden Bakterien auf unserer Haut abtöten und so Entzündungen, Juckreiz und Schuppenbildung lindern. Um ein Bleichbad herzustellen, geben Sie einfach eine halbe Tasse Haushaltsbleiche in eine volle Wanne mit Wasser. 10 Minuten darin einweichen, dann mit kaltem Wasser abspülen.

Beachten Sie, dass Chlor für manche Menschen problematisch sein kann. Konsultieren Sie daher am besten Ihren Arzt, bevor Sie dieses Mittel ausprobieren, und/oder testen Sie es zunächst an einer kleinen Hautstelle.

Kolloidales Haferflockenmehl

Kolloidale Haferflocken, Mehl oder Avena *sativa beziehen* sich auf fein gemahlene Haferkörner, von denen bekannt ist, dass sie heilende Eigenschaften haben. Sie können es Ihrem Bad hinzufügen und darin einweichen oder es als Paste auf Ihre Haut auftragen.

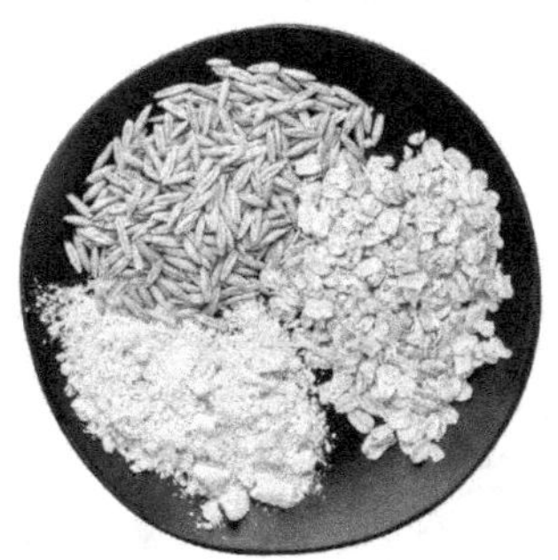

Während die Verwendung von kolloidalen Haferflocken für die meisten Menschen sicher ist, sollten Menschen mit einer Haferallergie darauf verzichten. Hersteller verarbeiten Hafer häufig mit

Weizen, daher sollten auch Personen mit einer Glutenallergie besondere Vorsichtsmaßnahmen ergreifen. Alternativ können Sie anstelle von kolloidalen Haferflocken auch Backpulver ausprobieren.

Kokosnussöl

Neben den feuchtigkeitsspendenden Eigenschaften der enthaltenen Fettsäuren kann natives Kokosnussöl auch bei der Bekämpfung von Infektionen und Entzündungen helfen. Sie können Kokosöl mehrmals täglich direkt auf Ihrer Haut auftragen, insbesondere nach dem Baden oder Duschen und vor dem Schlafengehen.

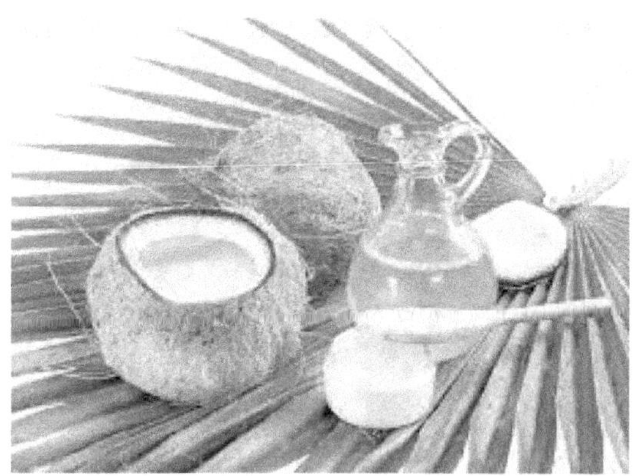

Achten Sie darauf, für Ihre Haut nur kaltgepresstes Kokosnussöl zu verwenden. Wer allergisch auf Kokosnüsse reagiert, sollte dieses Mittel ebenfalls meiden.

Honig

Mit seinen entzündungshemmenden, antioxidativen und antimikrobiellen Eigenschaften kann Honig möglicherweise die Symptome lindern und lindern Schuppenflechte und Ekzeme. Honig verwenden für Schuppenflechte und Ekzeme: Tragen Sie bei Läsionen eine dünne Schicht medizinischen Honigs auf die betroffene Stelle auf und bedecken Sie diese über Nacht mit einer Gaze oder einem Verband. Entfernen Sie den Verband vorsichtig und reinigen Sie die betroffene Stelle morgens.

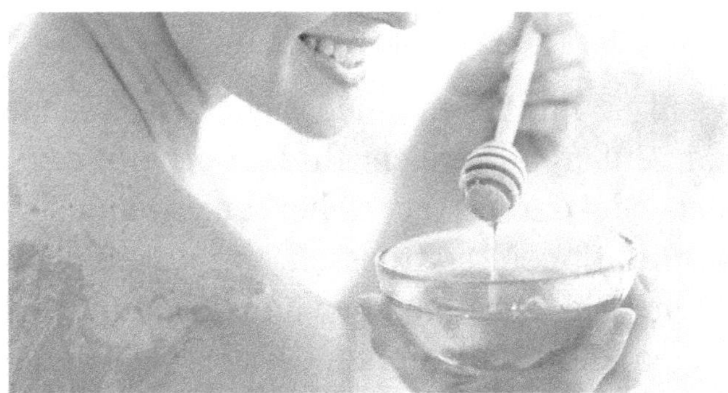

Wenn Sie dieses Mittel zum ersten Mal ausprobieren, sollten Sie zunächst einen Patch-Test durchführen, um sicherzustellen, dass Sie nicht allergisch gegen Honig sind.

Teebaumöl

Die Verwendung von Teebaumöl zur Behandlung bietet viele potenzielle Vorteile Schuppenflechte und Ekzeme Dazu gehören die Reduzierung von Entzündungen, die Wundheilung, die Bekämpfung von Bakterien und Viren sowie die Linderung von Juckreiz.

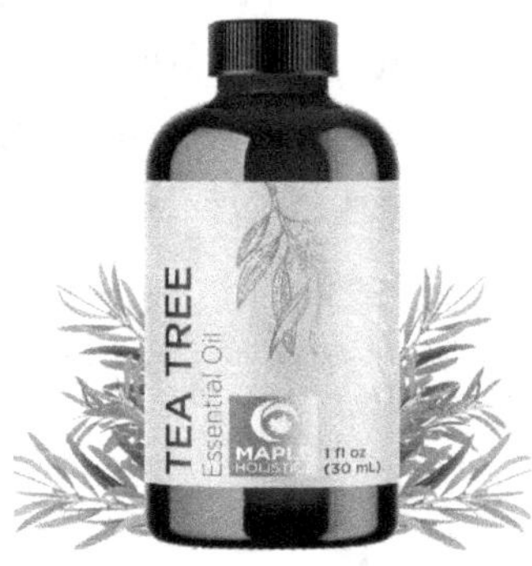

Obwohl es im Allgemeinen sicher ist, Teebaumöl auf jedem äußeren Bereich Ihres Körpers anzuwenden, achten Sie darauf, es sicher anzuwenden, da hohe Konzentrationen stattdessen negative Folgen haben können. Die meisten Teebaumölprodukte werden in geringen Konzentrationen von 5 % oder weniger verkauft. Wenn Sie jedoch reines ätherisches Teebaumöl verwenden, achten Sie darauf, es zu verdünnen, indem Sie ein paar Tropfen in ein Trägeröl wie Kokosöl oder Mandelöl mischen.

Führen Sie aus Sicherheitsgründen immer zuerst einen Patch-Test durch. Sie sollten auch Ihren Arzt konsultieren, bevor Sie Teebaumöl auf Ihre Haut auftragen, um sicherzustellen, dass es keine anhaltenden Formen der Akne beeinträchtigtSchuppenflechte und Ekzeme-Behandlung.

Diät

Manche Lebensmittel können Entzündungen hervorrufen, andere bekämpfen sie. Als Schuppenflechte und Ekzeme sind sie mit Entzündungen verbunden. Manche Menschen stellen fest, dass der Verzehr bestimmter Nahrungsmittel ihre Beschwerden verschlimmert oder verbessert Schuppenflechte und Ekzem-Symptome.

Eine Reduzierung der Aufnahme entzündungsfördernder Lebensmittel und eine Ernährung, die reich an entzündungshemmenden Lebensmitteln ist, können zur Linderung der Schuppenflechte und Ekzem-Symptome beitragen. Zu einer entzündungshemmenden Diät gehören Lebensmittel wie:

- Fetter Fisch wie Lachs, Makrele und Sardinen
- Früchte wie Erdbeeren, Blaubeeren und Orangen
- Blattgemüse wie Spinat und Grünkohl
- Olivenöl
- Nüsse wie Mandeln und Walnüsse
- Tomaten

Seifen

Scharfe Seifen können unsere Haut reizen und die Symptome verschlimmern Schuppenflechte und Ekzeme. Der natürliche pH-Wert unserer Haut liegt bei 4 bis 5, während der pH-Wert von Seife bei 9 bis 10 liegt, was zu einem pH-Ungleichgewicht führt und unsere Haut austrocknen kann.

Hier einige Tipps zum Duschen: Wählen Sie eine milde Seife, die überfettet, nicht alkalisch und frei von Natriumlaurylsulfat und Peeling-Mitteln ist. Achten Sie darauf, die Seife vollständig abspülen, um Seifenrückstände nach dem Baden zu vermeiden. Seien Sie beim Duschen oder Baden sanft zur Haut und verwenden Sie keine Waschlappen, Schwämme, Luffa oder Peelings, die Ihre Haut aufkratzen und noch mehr reizen könnten. Trocknen Sie die Haut vorsichtig durch Klopfen statt Reiben ab und befeuchten Sie sie sofort, um die Feuchtigkeit einzuschließen.

Waschmittel und Weichspüler

Waschmittel enthalten tendenziell aggressive Chemikalien wie Schaumbildner, die die Haut austrocknen und verschlimmern können.Schuppenflechte und Ekzeme. Weichspüler führen häufig dazu, dass Duftstoffe und andere Chemikalien auf der Kleidung zurückbleiben und Ihre Haut reizen.

Wenn Sie vermuten, dass dies ein Problem sein könnte, wechseln Sie Ihr Waschmittel zu einem milderen, parfüm- oder farbstofffreien Waschmittel und verzichten Sie ganz auf Weichspüler.

Vermeiden Sie extreme Temperaturen

Heiße Temperaturen können ein prickelndes, juckendes Gefühl auf unserer Haut hervorrufen und Schweiß auslösen, was das Wachstum von Bakterien und anderen Haut Reizstoffen fördern kann. Kälte Winter hingegen neigen zu trockener Luft, was zu trockener Haut führt, die sich verschlimmern kann, wie Schuppenflechte und Ekzem-Symptome.

Tragen Sie bei heißem Wetter lockere und atmungsaktive Kleidung, halten Sie ausreichend Flüssigkeit zu sich, bringen Sie weiche Papiertücher mit, um trocken zu bleiben, und bleiben Sie so oft wie möglich in kühlen Innenräumen, insbesondere in den heißesten Stunden des Tages. Verwenden Sie in kalten und trockenen Wintern einen Luftbefeuchter, tragen Sie die entsprechende Ausrüstung (achten Sie darauf, keine Materialien zu verwenden, die Ihre Haut reizen können, wie z. B. Wolle) und spenden Sie regelmäßig Feuchtigkeit.

Wenn ein schweres Ekzem zu großen Beschwerden führt und Ihren Alltag beeinträchtigt, ist ein Umzug an einen Ort mit einem anderen Klima eine extreme Maßnahme.

Befeuchten

Feuchtigkeitspflege wurde in dieser Studie mehrfach erwähnt, kann aber nicht genug betont werden. Neben der Häufigkeit der Befeuchtung ist die Verwendung der richtigen Feuchtigkeitscreme entscheidend. Vermeiden Sie Lotionen, die Duftstoffe und andere potenzielle Reizstoffe enthalten.

Sonnenblumenöl

Natives Sonnenblumenkernöl kann Ihrer Haut helfen, Feuchtigkeit zu speichern, und hat entzündungshemmende Eigenschaften, die die Symptome von Ekzemen lindern können. Tragen Sie es einfach zweimal täglich auf Ihrer Haut auf. Vermeiden Sie dieses Mittel jedoch, wenn Sie allergisch gegen Sonnenblumenkerne sind.

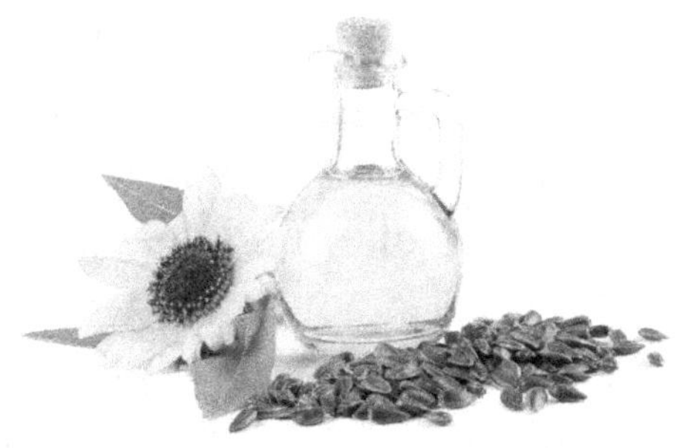

Akupressur

Vorläufige Erkenntnisse der Studie der Northwestern University haben herausgefunden, dass das Drücken auf einen bestimmten Punkt Ihres Arms dazu beitragen kann, den dadurch verursachten Juckreiz zu lindern, Schuppenflechte und Ekzeme. Um diesen Akupressurpunkt zu finden, legen Sie Ihre rechte Hand über Ihren linken Ellenbogen, während Ihr linker Arm gebeugt ist, und tasten Sie dann nach der Spitze des Unterarmmuskeln. Massieren Sie diese Stelle 3 Minuten lang und atmen Sie dabei tief ein.

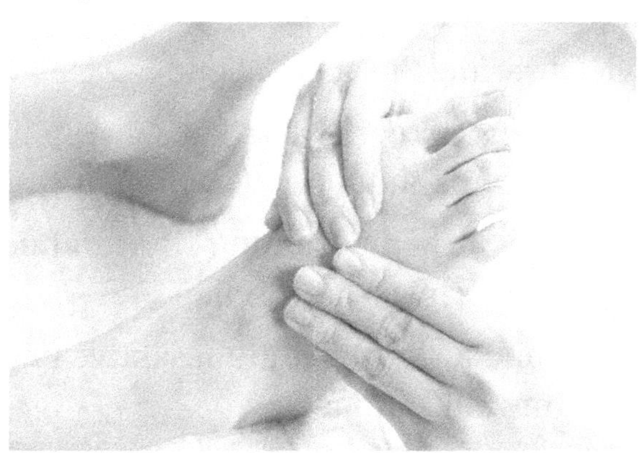

Zur Bestätigung dieser Ergebnisse sind zwar tiefergehende und groß angelegte Studien erforderlich, doch die ersten Ergebnisse sind vielversprechend und es schadet nicht, sie auszuprobieren.

Vermeiden Sie hochintensive Übungen

Während eines Ekzemschubs können Körperwärme und Schweiß den Juckreiz und die Symptome verschlimmern. Während es immer noch wichtig ist, Sport zu treiben, um gesund zu bleiben, gibt es einige Maßnahmen, die Sie ergreifen können, um die Verschlimmerung zu reduzieren:

- Trainieren Sie in einem klimatisierten Innenbereich oder bei kühleren Außentemperaturen
- Hydrierung Sie ausreichend
- Machen Sie regelmäßig Pausen, um Ihrem Körper Abkühlung zu verschaffen
- Halten Sie beim Training ein Handtuch bereit, um den Schweiß abwischen
- Tragen Sie leichte, atmungsaktive und lockere Baumwollkleidung
- Duschen Sie kurz nach Ihrer Trainingseinheit

Vermeiden Sie Kratzer

Juckreiz ist einer der schlimmsten Schuppenflechte Es ist viel leichter gesagt als getan, mit den Symptomen von Ekzemen und Ekzemen umzugehen und Ihnen zu sagen, dass Sie sich nicht kratzen sollten. Durch das Kratzen können jedoch entzündungsfördernde Stoffe freigesetzt und der Juckreiz verstärkt werden. Es kann auch zu Hautschäden kommen, was das Infektionsrisiko erhöht.

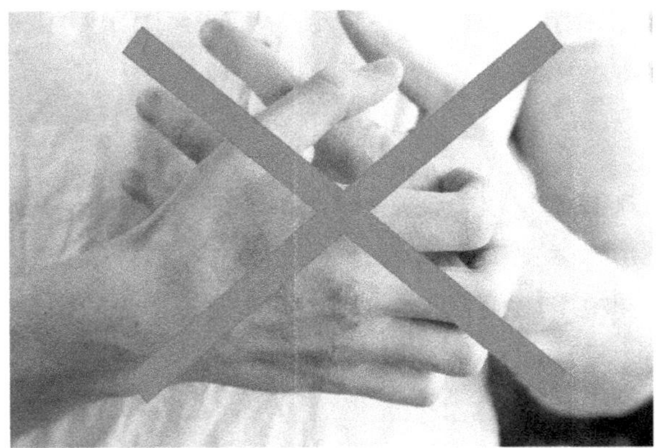

Um den Schaden durch Kratzen zu minimieren, sollten Sie Ihre Nägel immer kürzen. Möglicherweise möchten Sie den betroffenen Bereich auch einwickeln und zum Schlafen Handschuhe tragen.

Stress abbauen

Stress, der häufig zu Entzündungen im Körper führt, ist ein häufiger Auslöser von Ekzemen. Wenn Sie unter Stress stehen, probieren Sie einige Entspannungstechniken wie Meditation, tiefes Atmen und Yoga aus. Verschiedene Techniken funktionieren für verschiedene Personen, also finden Sie etwas, das für Sie funktioniert.

Ein allgemein gesunder Lebensstil mit ausgewogener Ernährung, viel Schlaf und regelmäßiger Bewegung kann ebenfalls dazu beitragen, das Risiko einer Erkrankung zu verringern. Schuppenflechte und Ekzemschub.

Erinnern: Wenn Sie neue Produkte und Heilmittel ausprobieren, testen Sie bei Allergien oder Reizungen immer zuerst eine kleine Menge auf einer kleinen Hautstelle. Konsultieren Sie im Zweifelsfall immer Ihren Arzt.

Vorsichtsmaßnahmen zur Selbstfürsorge

Abgesehen von Medikamenten und Therapie können Sie durch besondere Vorsicht kleine Änderungen an Ihren täglichen Gewohnheiten vornehmen:

- Stellen Sie sicher, dass das Wasser beim Duschen und bei kurzen Sitzungen lauwarm eingestellt ist.

- Vermeiden Sie es, Ihren Körper nach dem Duschen stark zu reiben oder wischen. Klopfen Sie Ihre Haut stattdessen sanft ab und lassen Sie sie an der Luft auf natürliche Weise trocknen.

- Tragen Sie täglich und unmittelbar nach dem Duschen Feuchtigkeitscremes auf (solange Ihre Haut noch feucht ist). Entscheiden Sie sich für Feuchtigkeitscremes auf Ölbasis wie Körperbutter,

- Tragen Sie lockere Kleidung und nicht scheuernde Stoffe, einschließlich Handtücher.

- Benutzen Sie einen Luftbefeuchter, besonders nachts, wenn die Temperatur kalt und trocken ist. Luftbefeuchter erhöhen den Feuchtigkeitsgehalt der Luft, was trockene Haut lindern kann. Achten Sie darauf, die Luftfeuchtigkeit nicht zu hoch einzustellen, da feuchte Luft zur Bildung von Bakterien führen kann.

- Wählen Sie Hygiene-, Hautpflege- und Kosmetikprodukte, die sanfte Inhaltsstoffe enthalten oder speziell dafür entwickelt wurden, Schuppenflechte und Ekzeme. Vermeiden Sie Produkte, die gegen trockene Haut ungeeignet sind, wie z. B. Schaumreiniger und Feuchtigkeitscremes auf Wasserbasis.

- Vermeiden Sie es, sich zu lange in der Sonne und in einem klimatisierten Raum aufzuhalten.

- Minimieren Sie die Teilnahme an anstrengenden Aktivitäten wie intensivem Training, die zu übermäßigem Schwitzen und erhöhter Körperwärme führen können.

- Nehmen Sie entzündungshemmende Lebensmittel in Ihrer Ernährung auf, zum Beispiel Fisch, der reich an Omega-3-Fettsäuren ist, Ingwer, Nüsse, Blattgemüse und antioxidantienreiche Früchte.

- Halten Sie Ihre Finger- und Fußnägel kurz, um Blutungen bei der Pflege zu vermeiden

- Achten Sie besonders auf die Auslöser.

Abschnitt 7

Vorbeugung ist besser als Heilung

Auslöser finden und verhindern: Schuppenflechte und Ekzem-Schübe insgesamt ist eine bessere langfristige Strategie zur Behandlung von Ekzem-Symptomen, auch wenn Hausmittel und Behandlungen hilfreich sein können.

Notieren Sie alles, was Sie essen und was Sie sonst noch irritiert. Sie können sogar Ekzeme Schübe im Auge behalten und die Exposition gegenüber möglichen Ursachen aufzeichnen, indem Sie ein Tagebuch führen, wenn das hilft. Nachdem Sie herausgefunden haben, was sie auslöst, ergreifen Sie Maßnahmen, um zu verhindern, dass sie jemals zu einer Verschlimmerung Ihres Ekzems führen. Wenn beispielsweise Schwitzen bei Ihnen ein Auslöser ist, halten Sie immer feuchtigkeitsspendende Taschen bereit und duschen Sie kurz nach dem Training.

Ekzeme und Schuppenflechte können schwierig zu bewältigen sein, aber mit Ausdauer, Selbstbeherrschung und der richtigen Unterstützung können Sie mehr über Ihren Körper erfahren und Ekzemschübe vermeiden. Konsultieren Sie im Zweifelsfall einen Arzt, um eine Strategie zu entwickeln, die Ihren Bedürfnissen entspricht.

www.ingramcontent.com/pod-product-compliance
Lightning Source LLC
Chambersburg PA
CBHW071033260726
48661CB00007B/3016